Frier.

T_d52
15

OBSERVATIONS

Sur les Causes, les Symptômes et les Moyens propres à prévenir et à guérir les Maladies épidémiques qui ont régnées dans les communes de Saint-Georges-de-Comiers, de Saint-Pierre, de Fontaine, de Tencin, de Theys, du Villard-de-Lans et autres ;

Par M. FRIER, Docteur en Médecine, à Grenoble, Médecin des Épidémies, Correspondant de plusieurs Sociétés savantes, etc.

Il est plus facile et plus avantageux de prévenir les maladies que de les traiter.

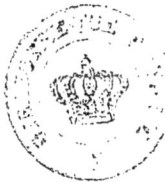

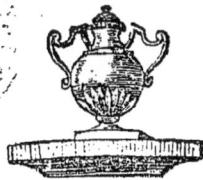

A GRENOBLE,

De l'Imprimerie de F. ALLIER, Imprimeur du Roi.

1818.

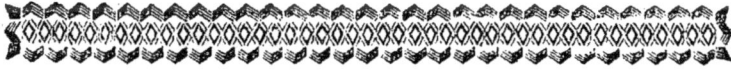

OBSERVATIONS

Sur les causes, les symptômes et les moyens propres à prévenir et à guérir les maladies épidémiques qui ont régnées dans les communes de Saint-Georges-de-Comiers, de Saint-Pierre, de Fontaine, de Tencin, de Theys, du Villard-de-Lans et autres.

———————

Pour répondre à la confiance dont m'a honoré l'administration, je dois faire l'analyse, en peu de mots, de la route que j'ai suivie et de son résultat.

A mon arrivée dans les communes où j'ai été envoyé, je me suis empressé d'observer attentivement les symptômes de la maladie régnante, ce qui me conduisit à la recherche de ses causes, et du traitement convenable, varié suivant l'indication.

Une terreur panique s'était emparé des esprits, personne ne voulait communiquer avec son voisin. Ce qui me détermina d'employer quelques secours moraux, en leur disant par une affiche et par le raisonnement, ce qui suit : (1)

————————————————————

(1) Heureux le médecin qui sait égayer, consoler et rassurer son malade ; mais plus heureux encore le malade qui a

1

§. I. O vous, habitans des communes, qui éprouvez des craintes sur les dangers de l'affection régnante! Rassurez-vous sur les sollicitudes paternelles du premier Magistrat du département de l'Isère, de MM. vos Maires, Curés et Médecins, qui tous s'occupent des moyens propres à prévenir les maux qui vous menacent, le rétablissement des malades fait le sujet de leurs méditations et doit faire également le vôtre.

Mais pour cela vous devez mettre en usage les moyens préservatifs ci-après indiqués :

C'est, 1.º d'entretenir la propreté des corps, des habitations, des basses-cours et dès rues, en renouvelant l'air des appartemens, en y faisant des fumigations de la manière qu'elles sont décrites dans le *Guide pour la conservation de l'homme*, tom. 2, pag. 84 ;

2.º De prévenir, autant que possible, les effets nuisibles que peuvent causer les émanations, les miasmes qui s'échappent des minéraux, des brouillards et des substances en putréfaction, ainsi que

la force d'esprit nécessaire pour supporter patiemment les maux qui l'accablent.

La gaité est un des premiers moyens qu'on puisse employer pour combattre les affections morales, aussi les médecins philosophes la recommandent-ils à leurs malades comme un puissant remède propre à vaincre la douleur.

de la chaleur à la fraîcheur de l'air ; de ne point
s'exposer à son courant dans les maisons, entre
des fenêtres ou portes ouvertes ; ne pas faire la
méridienne sur la terre, dans des lieux humides,
ni auprès des rivières ou des eaux croupissantes ;
ne pas laisser les fenêtres ouvertes pendant le
sommeil de la nuit; ne pas quitter trop tôt les
vêtemens au printemps, pour se livrer au travail
de l'agriculture, et avoir soin de les reprendre
au moment où l'on cesse de travailler ; de
même quand les matinées commencent à être fraî-
ches en automne : car une des causes les plus
fréquentes des maladies catarrales, celle qui influe le plus, c'est l'impression d'un air froid, humide et sur-tout le passage subit d'une température
chaude à une température froide.

3.º Ne pas s'exposer à la fraîcheur après un exercice violent, ne pas se mettre dans l'eau et ne pas en
boire de fraîche étant couvert de sueurs, ni de
pure dans les grandes sécheresses sans y avoir
mêlé au moins, ou un verre de vin, ou deux cuille-
rées de bon vinaigre ou autres boissons fermentées,
par chaque pinte d'eau ; ne manger ni fruit ni me-
lons qui ne soient bien mûrs, et cela avec du pain·

J'ai enfin observé que dans le temps d'une épidémie on devait prendre des amers le matin ou
des spiritueux aromatisés, ainsi qu'il est dit dans

le *Guide pour la conservation de l'homme* dans le traitement de ces maladies, et boire du vin pur.

§. II. Les observations relatives à la conservation de l'homme, sur-tout, ne sauraient être trop répétées, lorsqu'elles sont applicables au même sujet ; c'est pourquoi j'ai dit dans les affiches, qui furent lues publiquement, ce que j'avais fait insérer dans le journal de Grenoble, du 10 pluviôse an 8, époque où la ville était affligée d'une épidémie, qui termina les jours d'un grand nombre de mes estimables collégues, qui, de concert avec moi, combattaient ce fléau, ce qui me détermina à rendre mes ordonnances et mes observations publiques, qui étaient à peu près les mêmes que celles que j'ai fait afficher publiquement dans les communes où j'ai été envoyé.

Le tableau de tout ce que nous avons publié dans les journeaux, dans les affiches et dans la seconde édition du *Guide pour la conservation de l'homme*, ne conviendrait point ici ; nous répéterons néanmoins ce qui suit :

Dans toutes les maladies, dis-je alors, il y a trois choses à considérer, le pouvoir de la nature, les fonctions du médécin et les secours de l'art. En conséquence, le succès de leurs guérisons dépend de la conduite des médecins et des soins des gardes-malades.

Les premiers doivent être appelés aux momens où les symptômes commencent à se manifester, afin qu'ils puissent observer les phénomènes naturels des maladies, et découvrir les indications variées et les moyens qu'ils doivent employer pour les guérir.

Les gardes-malades doivent écouter attentivement les personnes de l'art, afin d'administrer sagement et exactement aux malades les remèdes, boissons, lavemens, potions, loks et autres secours nécessaires, et le tout avec douceur et encouragement (ce dernier article est d'une conséquence très-avantageuse en ce qu'il influe beaucoup sur le moral qui peut extrêmement faciliter la guérison du physique.) Elles doivent rendre un compte exact de tout ce qu'elles auront observé dans l'effet des crises et des remèdes, etc. Enfin, elles ne doivent administrer aucun remède ni aliment que par l'ordre des médecins, puisqu'eux seuls sont chargés de la conduite de celui qui leur a confié sa santé et sa vie.

§. III. Le traitement des maladies qui affligent la commune de Grenoble et ses environs, doit être varié selon les indications, l'âge, le sexe, les tempéramens, l'habitude et les penchans naturels du malade, et dans tous les cas le régime doit être proportionné à la violence de la maladie ; si elle se déclare avec des symptômes alarmans, il faut employer de suite de grands remèdes et de prompts secours. Il est plus avantageux de tenir la fièvre basse que de la laisser monter trop haut. Cette marche préviendra les engorgemens, les dépôts, les abcès, la gangrenne et la mort d'nn grand nombre de personnes.

§. IV. Les médecins, les curés et les notaires ne doivent entrer dans les salles des hospices et dans les maisons, qu'après avoir fait ouvrir les portes et les fenêtres, ou après avoir fait faire une fumigation acide, et encore après avoir avalé eux-mêmes une tasse de boisson amère et acidulée, ou après avoir reçu une fumigation de tabac, de sauge, de rose, d'angelique, de menthe, ou autres aromates.

Il est nécessaire que les maires, les magistrats de police et les médecins s'arment continuellement de courage et de sévérité pour faire exécuter leurs ordonnances, et que leur régime soit toujours végétal, acide, spiritueux, tonique ou amer, ainsi que celui des malades et habitans voisins.

L'homme de l'art sait qu'il ne doit pas perdre de vue que sa vie est en quelque sorte dévouée au service de l'humanité, et qu'en embrassant cette profession vraiment périlleuse, il a multiplié ses sacrifices, et s'est imposé la loi de ne pas calculer les dangers nombreux qui entourent son existence.

Fortement pénétré de cette vérité, il montrera du courage et de la force d'ame , mais il pourra trouver, dans l'exercice même de son art, les moyens de résister à la contagion , et les saisira en évitant d'ailleurs les imprudences qu'entraînent la témérité et le défaut de soins.

Si les vrais médecins savent se défier des exhalaisons qui s'échappent directement de la poitrine des personnes atteintes de la phthisie pulmonaire, des émanations du corps des malades , sur-tout lorsque cette affection est parvenue au troisième degré, et qu'elle a pour cause un virus contagieux, ainsi que de celle d'un cancer ouvert; ils savent aussi qu'on doit encore, avec plus de raison, éviter soigneusement l'haleine des malades et des moribonds, sur-tout lorsqu'ils sont affectés d'une maladie contagieuse, de même que des miasmes émanés de leurs corps; ils savent éviter le courant d'air capable de diriger sur eux l'haleine et les miasmes pestilentiels , et de suspendre leur respiration autant que possible, en tâtant le pouls, en observant l'état de la langue et les autres parties du corps. Les médecins , les confesseurs , les notaires qui sont obligés de parler aux malades de très-près , et enfin les gardes-malades doivent se laver la bouche avec du vinaigre des quatre voleurs, et en avaler quelques gouttes, s'en frotter les mains et les tempes, et en faire évaporer dans la chambre du malade, et à défaut de celui-ci, on fera usage du vinaigre radical ou simple, et des fumigations, telles que la sauge, la lavande, le romarin, la menthe, le camphre, la cannelle, le soufre, l'encens, etc. Il serait même à désirer qu'on en fît usage dans les hôpitaux, sur-tout immédiatement après la mort d'un malade, ou avant qu'on dû mettre un autre personne dans le lit du défunt.

Enfin, dans un temps d'épidémie, sur-tout, on ne doit négliger aucun moyen de propreté, de renouvellement de l'air, ni les lavages, ni les fumigations réitérées, dans les appartemens, soit pour les lits, les meubles, soit pour les linges et les habillemens qu'on veut purifier ; et par-là, on préviendra, non-seulement la contagion, mais encore on en arrêtera les progrès, qui, le plus souvent, ne sont que l'effet d'une coupable négligence ; car la propreté, tant des personnes elles mêmes que de leurs habitations, est un des premiers besoins de la nature pour la conservation de notre être.

Nous avons ajouté que les préceptes généraux sont : 1.º d'éviter avec soins les vicissitudes du chaud et du froid ; 2.º de vivre en bon air autant que possible ; 3.º se dissiper et se livrer raisonnablement à la gaieté ; 4.º user des alimens convenables à sa

constitution individuelle; 5.º ne point changer subitement ses habitudes, les quitter prudemment,
et ne s'en former que par nécessité ; nous avons
répété à tous ces bons habitans des campagnes,
qu'il faut éviter sur-tout les changemens brusques
de la température, les passions vives, les affections
de l'ame, en s'éloignant de tout ce qui pourrait
les faire naître. La gaieté, la confiance, l'espé-
rance et le courage sont les meilleurs préservatifs
de presque toutes les maladies; si tous ces avantages sont joints à ceux de la sobriété et de la
tempérance, qui sont inséparables de l'homme sage.

Tous ces moyens que j'ordonnai publiquement
en l'an 8, pour prévenir la propagation de l'épidémie de Grenoble, ont été publiés depuis par affiche dans les communes dont il est question , et la
conviction que j'ai éprouvée par l'idée d'avoir été
utile à mes concitoyens, a réglé la marche que j'ai
dû suivre dans de pareilles circonstances ; de plus
cette idée a ranimé ma plume, devenue chance-
lante, sur la fin de ma carrière.

Mais revenons à notre sujet, 1.º les causes générales prédisposantes des maladies régnantes, sont
les récoltes de 1816, qui ont presque été continuellement abreuvés de sucs très-aqneux; et comme
les pluies continuelles, au moment de leur matu-
rité, s'opposèrent à une évaporation suffisante pour

rapprocher les substances nutritives de leur état naturel, il en est résulté, de ces alimens, un chyle de mauvaise qualité, plus encore par la rareté des vins ou autres boissons fermentées, telle que celles décrites dans le second tome du *Guide pour la conservation de l'homme*, pag. 102.

2.º Les causes déterminantes sont l'inégalité de la température ou ses changemens subits.

3.º Le peu de soins qu'on a de suivre les degrés de chaleur ou de fraîcheur atmosphérique dans la manière de se vêtir suivant la température.

4.º La négligence de renouveler l'air, de maintenir un état de propreté dans les habitations, et d'en éloigner les tas de fumiers en fermentation et les eaux stagnantes.

5.º L'emplacement des maisons exposées à la pluie, aux inondations des torrens, ou qui sont construites dans des lieux bas et humides ou mal aérés et ou séjournent les brouillards.

7.º La mauvaise nature des alimens, un régime mal-sain et enfin la misère.

§. V. Indépendamment des causes générales, la commune de Fontaine a éprouvée une inondation qui a infecté non-seulement l'air, mais encore nui aux récoltes de 1816 et de 1817, par les miasmes qui s'échappaient des eaux stagnantes et par les limons impurs, entraînés par les eaux du Drac et déposés dans les maisons, dans les fossés et sur les terres de cette commune.

L'air atmosphérique a été froid et humide dans le courant de décembre dernier ; la température fut molle et inégale pendant les mois de janvier et de février, néanmoins elle nous offrit quelques beaux jours qui permirent aux pauvres manœuvres de s'occuper au repurgement des fossés pour y faire couler les eaux croupissantes, et améliorer les terres qui avaient été endommagées par le débordement des eaux du Drac. Pour exécuter ces travaux, ils quittaient leurs vêtemens, ce qui facilitait l'introduction dans leurs corps, par les pores absorbans cutanés et par les organes de la respiration, les miasmes contagieux échappés des limons, ou terres remuées ; de plus la transpiration tantôt rétablie, même provoquée, et tantôt supprimée, ce qui a été une des causes déterminantes des épidémies, et sur-tout de celle qui a régnée à Fontaine.

Les alternatives de la température des mois de mars, avril et mai continuèrent leurs cours variables, et pendant les belles journées, les personnes imprudentes quittaient leurs vêtemens d'hiver, et sur-tout le paisible cultivateur trop peu attentif à la conservation de sa santé et de sa vie ; ignorant que tout changement subit est dangereux, que la transition brusque d'un air chaud à un air froid, agit de deux manières, soit extérieurement, soit intérieurement, sur-tout lorsqu'il est chargé de brouillards ou de miasmes contagieux.

Ainsi, la maladie régnante alors à Fontaine, y était d'une nature contagieuse et souvent compliquée, puisqu'elle a atteint plusieurs pauvres familles, au nombre de cinq à six individus dans chacune, et cela en deux jours, à différentes époques, depuis le mois de mars jusqu'au mois de mai, époque où la maladie a commencé à terminer son cours. (1)

§. VI. J'ai observé que l'affection qui a existé à St.-Georges-de-Comiers, à St.-Pierre, à Jarrie, à Grenoble, à la Tronche, à Tencin, à Theys et au Villard-de-Lans, était d'une nature simple, qui néanmoins se

(1) Malgré les fumigations de souffre, de vinaigre radical, de celui des quatre voleurs, de l'ordinaire, du genièvre et autres aromates, les personnes chargées de soigner les malades étaient bientôt atteintes de la maladie. Je n'en fut pas exempt moi-même; mais je prévins ses suites dès les premiers symptômes, en prenant deux lavemens, gardant le dernier autant que possible; de suite je me mis au lit, me bornant, pour toute nourriture, à une boisson anti-pestilentielle, recevant de la même nature des fumigations par la bouche et par le nez; une transpiration abondante s'établit, et le troisième jour je visitais mes malades, et je les fis alors soigner par des personnes qui venaient d'échapper à la maladie.

compliquait par fois avec les fièvres sporadiques, bilieuses, inflammatoires ou vermineuses, putrides et malignes dans la dernière période, suivant les causes et les individus qu'elle a attaqués ; que cette dernière complication était plus commune chez les gens faibles, épuisés, d'un tempérament flegmatique, et sur-tout parmi les individus pauvres, se nourrissant de tous les alimens de mauvaise qualité et des boissons non fermentées.

Dans ce cas, les prostrations des forces, la langue blanche chargée de bile, le découragement, les flatuosités du bas-ventre, la répugnance des alimens de nature animales, les nausées, les vomissemens, les altérations des fonctions intellectuelles, le pouls fréquent et déprimé, etc., m'indiquaient la présence d'une mucosité bilieuse et des vers dans le tube intestinal que j'ai détruit de suite par quelque grains d'ipécacuanha, à la dose depuis cinq jusqu'à dix grains, mêlés avec un quart ou demi-once de crême de tartre, réitérée, suivant le cas, pendant deux jours, ou dans une infusion de semencontra, de mousse de mer, plutôt encore de la tanesie ; de l'opiat contre les vers ou autres anthelmentiques doux et tirés des végétaux, des boissons, des fumigations, et des lavemens anti-putrides, surtout dans la seconde et dans la dernière période de la maladie, telle qu'uue infusion de sauge, de camomille romaine, de centaurée, de gentiane, de l'absinthe, de scariophillata ou benoite, de chardon étoilé, etc. etc., et cela m'a toujours paru préférable au quinquina.

Dans ce premier cas, le principe morbifique avait son siége dans l'estomac et les intestins, dans d'autres, il a affecté les poumons, l'arrière bouche, la plèvre, le diaphragme, les muscles de la tête, et le plus souvent toute l'habitude du corps.

§. VII. Dans tous les cas, lorsque j'ai été appelé dès le principe de la maladie, nous avons commencé le traitement par l'usage des boissons sudorifiques, des lavemens, des fumigations ou bains de vapeurs reçus par la bouche et par le nez, pendant un jour ou deux au plus, dans l'intention d'établir une transpiration générale, de prévenir tout engorgement interne et de remettre l'équilibre entre les fluides et les solides, ce qui constitue la santé et la vie de l'homme.

En effet, depuis 1789, j'ai remarqué que ces moyens employés dès les premiers symptômes du mal ont prévenus le cours de chaque période, et fait très-souvent avorter la maladie dans trois ou quatre jours de diète et gardant le lit dans une chaleur modérée.

§. VIII. Plus tard, ils préviennent encore les engorgemens qui ne sont pas encore bien formés, mais qui sont à craindre. La transpiration sensible et insensible se trouvant favorisée , la nature triomphe du mal en suivant sans danger les périodes de la maladie.

En effet, si le venin s'introduit dans la circulation du sang et des humeurs par les pores cutanés ou systême absorbant, soit par le contact immédiat de l'objet empesté , soit par la salive qu'on avale , soit par l'inspiration , c'est-à-dire en respirant un air chargé d'émanations pestilentielles, comme celles qui s'échappent des corps des malades dans la dernière période, sur-tout à l'approche de la mort. Il est donc nécessaire de prévenir , dans les cas dont il s'agit , la propagation d'une maladie qui , quoique simple dans son début, peut devenir dangereuse. En conséquence, les médecins , les confesseurs, les notaires et autres personnes chargées de visiter les malades , ne sauraient trop observer ce qui est dit dans le *Guide pour la conservation de l'homme* , tome 2, pag. 98, de l'instruction concernant les gardes-malades; mais il serait bien plus facile et plus avantageux de prévenir ces maladies que de les traiter.

La suppression de la transpiration étant la principale cause des maladies catarrales, simples et presque toujours dominantes des compliquées ; pourquoi ne préviendrait-on pas leurs cours et leurs dan-

gers par l'usage des boissons sudorifiques, des lavemens, suivis des bains de vapeurs ou fumigations
reçues par la bouche et par le nez ou sur la partie
affectée ? Si on les emploient dans les maladies
chroniques, pourquoi ne les mettrions-nous pas en
usage dans le principe d'une maladie qui peut
causer la mort du malade ou le laisser dans un
état chronique ?

J'ai remarqué, pendant une pratique de 40 à 45
ans, l'efficacité des bains de vapeurs, non-seulement dans les maladies épidémiques, simples,
compliquées ou contagieuses; mais encore à l'égard
du traitement des rhumatismes, de la goutte, des
paralysies, des attaques d'appoplexies, de l'hypo-
condrie, de l'hystéritie et généralement dans toutes
les maladies nerveuses.

Je ne puis m'empêcher de faire l'éloge d'un remède simple et bienfaisant qui a conservé plusieurs
pères de famille, qui m'a même sauvé la vie dans
bien de cas, sur-tout en favorisant la résolution de
l'humeur qui m'aurait causé la perte de la vue par
une cataracte sur les deux yeux.

Lorsque j'ai été appelé trop tard, que l'affection
était fixée sur une partie interne, et qu'elle me pré-
sentait avoir le signe d'un caractère inflammatoire
dans un malade d'une constitution sanguine; j'ai,
indépendamment des premiers moyens, employé

avec

avec prudence la saignée de lancette, plus ou moins réitérée, suivant l'indication (1), et lorsqu'elle se fixait sur une partie externe, l'application de 4 à 6 sang-sues, suivie d'un bain de vapeurs reçu par la bouche et par le nez, ainsi qu'après la saignée de lancette dans l'inflammation interne, et cela pour favoriser la résolution aidé par des cataplasmes émolliens et résolutifs, par des boissons appropriées et des lavemens ; cette affection catarrale se

---

(1) Le 23 février 1818, je fus appelé auprès de la nommée Olivier, femme du ferblantier, à la Tronche, âgée de vingt-huit ans, atteinte d'une maladie tellement inflammatoire et générale, qu'elle ne pouvait faire aucun mouvement de son corps ni des extrémités, on ne pouvait pas même lui toucher le petit doigt sans qu'elle jetât les hauts cris. La nature, chez cette malade, était tellement opprimée par réplétion, que je ne trouvai de mouvement qu'à la région du cœur.

J'ordonnai de suite une forte saignée de bras, de dix à douze onces de sang, suivie d'un bain de vapeurs reçu par la bouche et par le nez, et fait d'une infusion de mélisse et de fleurs de sureau ; ces deux opérations faites, la malade commença à remuer le bras et la jambe du côté de la saignée ; le soir une saignée au pied du côté opposé, suivie de la même fumigation, ce qui la mit dans le cas de faire des mouvemens de tout son corps ; le lendemain même état, mêmes opérations le matin et réitérées le soir ; une transpiration abondante et générale termina cette maladie, et le dixième jour la malade reprise ses occupations ordinaires et jouit d'une bonne santé.

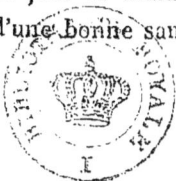

2

trouvant d'une nature cacochimique, l'application
d'un seul emplâtre de vésicatoire à la nuque et des
sinapismes aux jambes; dans la seconde période, l'u-
sage des boissons antiputrides et dans la troisième,
lorsque la coction des humeurs était faite et que
la crise s'opérait, soit par la transpiration, soit par
l'expectoration, par les urines ou autres voies;
nous avons favorisé la nature suivant les moyens
qu'elle nous indiquait.

§. IX. Dans les communes de Saint-Georges-de-
Comiers (d'après le rapport de M. le Maire), où
ils étaient morts huit à dix pères de famille, et
quarante étaient tombés malades dans les huit
jours qui précédèrent mon arrivée; depuis lors,
dans cette commune, dans celles de St.-Pierre, de
Jarrie, de Grenoble, de la Tronche, du Villard-de-
Lans et de Tencin, sur 210 malades que j'ai soignés,
indépendamment d'un plus grand nombre chez qui
j'ai prévenu la maladie de la manière ci-dessus
décrite, il n'a péri aucun malade; mais je n'ai pas
été aussi heureux à Fontaine, où j'ai à regreter
la perte de deux pères de familles, sur 30 malades que j'y ai traités; on doit observer que ces
deux hommes n'avaient pas suivis mes ordonnances. Les signes diagnostiques indiquaient dans huit
personnes, d'un tempérament sanguin, une maladie inflammatoire, de suite j'ordonnai la saignée

au bras ou au pied et réiterée, suivant les symptômes indicateurs, suivis des bains de vapeurs ou
fumigations reçues par la bouche et par le nez, des
boissons sudorifiques, dans l'intention de combattre
l'inflammation interne et de prévenir un engorgement qui n'était pas bien formé et qui était à
craindre ; mais le moyen de la saignée a été re-
jeté par la raison, me disait-on, qu'elle ne se pra-
tiquait plus par la lancette, pas même par les
sang-sues ; je n'ai donc pu conduire ces malades
suivant mes principes, j'ai du moins essayé de
donner lieu à une hémorragie nasale, six seulement
l'ont éprouvée, ce qui les a sauvés. La gangrène
termina, dans la crise du septième jour, la vie
des deux hommes dont il s'agit, et cela auprès de
leur femme et de quatre enfans, étant sans connaissance alors, de suite les cadavres furent enle-
vés et les femmes et les enfans n'apprirent prudemment la perte qu'ils avaient faites, que dans une
parfaite convalescence.

Je dois observer que ces malheureuses familles
et un grand nombre d'autres n'avaient aucune res-
sources que celles qu'elles recevaient journellement
des premières maisons de Fontaine.

Ces hémorragies, dont nous venons de parler,
ont paru entre le quatrième et le septième jour de
la maladie, et furent suivies de pétéchies, d'é-

ruption miliaire ou de petites pustules paraissant
avec la seconde période.

§. X. Dans la commune de Theys les saignées y
ont été employées et souvent réitérées , les boissons
émollientes et adoucissantes , les bains de vapeurs ,
les lavemens furent mis en usage avec succès ,
ainsi que les fomentations sur les parties affectées,
de manière que sur environ 150 malades et 80
convalescens (je dis environ , parce que le fils de
M. le maire , officier de santé, qui m'accompagnait,
était chargé d'en tenir note) , il en est mort, depuis mon premier voyage , trois, et depuis mon
dernier voyage aucun n'a succombé et tous sont
guéris ou convalescens , tandis qu'avant mon arrivée
il en était mort quarante-quatre depuis le 6 sep-
tembre dernier au 16 octobre inclusivement, suivant le rapport que m'a fait M. le maire.

La commune de Theys, située dans un berceau
qu'on peu comparer à un grand vase , et dont le
bourg serait placé au milieu, entouré de tous côtés
de montagnes fort élevées, de manière que l'air
ne peut suffisamment s'y renouveler , et que les
brouillards y séjournent, les rues très-bornées , les
habitations très-mal-propres. Dans ce berceau, la
chaleur des mois de juillet et août a été extrême;
néanmoins les habitans n'ont cessé de se livrer à
leurs occupations domestiques ; d'un côté, la cha-

leur , et de l'autre , le travail, ont provoqué la transpiration , tant sensible qu'insensible, et cette perte de fluide trop abondante n'a pu se réparer par l'usage des alimens et des boissons appropriéès, aussi le génie inflammatatoire y dominait; et ce qui occasionna le développement subit de cette maladie, c'est qu'après la chaleur dont nous venons de parler, des pluies froides, des brouillards, des vapeurs fétides qui s'élevaient de la terre, des mineraux, le séjour de ces brouillards, le défaut des soins de s'en garantir et de suivre les degrés de fraîcheur dans la manière de se vêtir, et si dès le principe du mal les habitans avaient gardé le lit, fait un grand usage des boissons, des bains de vapeurs , des lavemens, et fait de suite appeler un médecin sage et éclairé par l'observation et l'expérience; il aurait étudié les causes primitives, l'introduction , le caractère de la maladie, en observant la nature de l'air atmosphérique, son inconstance, la situation des lieux, le genre de vie des habitans, etc. il aurait examiné si la maladie était simple ou compliquée , bénigne ou maligne , inflammatoire, lymphathique ou cacochimique.

En conséquence, il aurait traité, suivant les circonstances, d'après la connaissance des causes et des symptômes de cette maladie, du principe morbifique, de son siége, il aurait employé les moyens

propres à favoriser la nature dans son travail ; ceux
qui peuvent la réprimer dans le cas où elle fran-
chirait les bornes d'une activité salutaire, etc. ; ce
médecin aurait observé les symptômes généraux
qui s'annoncent ordinairement, pendant quelques
jours, par un mal-être, par un défaut d'appétit
qui bientôt est suivi d'un frisson, plus ou moins
long, renaissant au moindre mouvement du corps
suivi d'une chaleur vive, douleur gravative à la tête,
souvent disposition prochaine de l'assoupissement,
corps appesanti, affaibli, courbatures, sueurs par-
tielles, perte totale d'appétit, langue blanche ou
jaunâtre, et quelquefois d'un rouge très-vif, redou-
blement de la fièvre le soir, pouls fréquent, serré,
souvent déprimé, se développant à mesure que la
maladie s'avance vers une terminaison heureuse,
soit par des urines chargées de couleur de citron,
déposant un sédiment épais et blanc, ou par des
sueurs abondantes et universelles, ou par une expectoration plus ou moins abondante et longue, ou
enfin par des déjections muqueuses et bilieuses ;
quelquefois plusieurs de ces excrétions se réunis-
sent pour compléter la crise.

Il aurait sans doute observé comme nous, que
lorsqu'on ne peut prévenir le cours des périodes
d'une maladie grave, qui attaque une constitution
chaude, humide ou sanguine, chaude, sèche ou

billeuse vers le septième ou neuvième jour, si
elle est bien traitée, le calme paraît, les symptômes d'irritation s'appaisent, et la maladie passe
dans sa seconde période, qui est celle de la coction, temps qu'on doit soigneusement respecter.
Le travail qui reste à faire appartient à la nature
et non à l'art, il faut lui en abandonner entière-
ment l'emploi ; c'est le moment du repos où le
médecin ne doit plus être que son ministre, soit
pour la seconder dans ses efforts salutaires, soit
pour l'interroger souvent et satisfaire prudemment à ses désirs, interprêtes ordinaires de ses
besoins.

Ce changement s'opère chez les enfans du
même tempérament, du cinquième au septième
jour, tandis que chez les constitutions humides
et froides, ou phlegmatiques, froides et sèches,
ou mélancoliques, il n'a lieu que du quatorzième
au dix-septième jour, et quelquefois au vingt-
unième, sur-tout chez les vieillards.

Si la nature résiste au travail de la coction, la
maladie parvient enfin à la troisième et dernière
période, qui est le temps de la déclinaison.

Si le résultat de l'agitation fébrile est une matière critique, il reste à la nature le soin de la
séparer et de s'en défaire. Ce dernier travail est
connu sous le nom de *crise*, travail important et

décisif. On sent que ce moment est celui où les
secours de l'art peuvent encore devenir de la plus
grande utilité, et même de la nécessité la plus
urgente ; il faut donc que le médecin redouble ici
de vigilance, pour que l'instant de placer à propos
le régime et les remèdes convenables ne lui échappent pas.

Mais malheureusement nombre de médecins ou
gens de l'art peu instruits (sur-tout dans les campagnes) sur les phénomènes que la nature présente, tant sur les causes des maladies, leur état
de simplicité ou de complication, leurs périodes
et leurs redoublemens, que sur l'effet des crises
ou des remèdes, administrent aux malades des
médicamens sans ordre et sans méthode au moment où la nature méditerait une crise salutaire,
alors ni la fièvre ne diminue, ni la crise ne se déclare au temps où elle devrait paraître, et le malade, accablé de tant d'inconvéniens, ou périt, ou
tombe dans une maladie chronique.

On ne peut se faire une idée de la quantité de
personnes qui périssent par imprudence, en se li-
vrant à toutes sortes de préjugés locaux, soit dans
le régime, soit dans la manière de s'habiller et de
se traiter par des systêmes erronés lorsqu'elles
sont malades.

Mais revenons à notre sage médecin, qui, avant

que d'agir, aurait observé chez les malades dont il est chargé de soigner la santé et la vie comme la sienne, 1.º la différence des symptômes généraux du catarre dominant, d'après son siège, tels que ceux que présente le catarre *nasal*, ou rhume de cerveau.

2.º Ceux du catarre guttural, esquinancie.

3.º Les symptômes qui indiquent le catarre bronchial, rhume, péripeumonie catarrale.

4.º Ceux du catarre suffocant.

5.º Il aurait su faire la différence des symptômes du catarre, dominant d'après sa nature, et sur-tout de ceux qu'indique le catarre inflammatoire, qui dans la seconde période dégénère en fièvre maligne, putride ou ædynamique, telles que la maladie qui a régnée à Theys.

Dans ce cas, le médecin aurait observé, 1.º que l'augmentation du mouvement du sang dans les vaisseaux fait qu'il est poussé avec plus de force dans ceux qui le reçoivent, et que les vaisseaux réagissent avec plus de vigueur sur le sang déjà fortement comprimé par les coups redoublés du mouvement impétueux de la colonne de celui qui le suit et le presse.

2.º Que le frottement réciproque des solides et des fluides, ainsi que celui des parties du sang entr'elles, sont plus violens qu'à l'ordinaire.

3.º Que cette violence fait élargir le diamètre des vaisseaux dans leur ouverture ; que les parties solides, à force de souffrir un frottement désordonné, cèdent et se rompent souvent ; que les humeurs trop épaisses, après avoir pénétré dans l'intérieur des petits vaisseaux dilatés, ne peuvent plus couler dans la continuité de leurs sous-divisions trop étroites, et qu'alors se manifeste une fièvre, suivie d'une grande chaleur dans toute la masse du sang, qui se dessèche par la dissipation de ses parties aqueuses, et acquiert par-là une viscosité inflammatoire, propre à former des concrétions âcres ; que les fluides trop épais, poussés dans les petits vaisseaux, les obstruent, les détruisent, les enflamment, y causent une suppuration ou la gangrène, un sphacèle ou un squirrhe, et une infinité d'autres maux qui peuvent s'en suivre.

4.º Que l'augmentation de la circulation du sang se fait connaître par ses causes, par ses effets, mais principalement par la célérité, l'élévation et la dureté du pouls, par une respiration courte et laborieuse, par une grande chaleur, etc.

5.º Que les remèdes propres à ralentir le trop grand mouvement du sang, sont ceux qui empêchent le cœur de se contracter si souvent et si fortement. (Dans ce cas, la saignée, les boissons délayantes et adoucissantes, les lavemens, les bains de vapeurs, les fomentations, sont indiqués).

6.° Que les uns regardent l'esprit et les autres le corps.

7.° Et enfin, que les premiers consistent à distraire l'esprit des malades par de nouveaux objets, à détourner ou à calmer leurs passions par d'autres passions contraires, et que les derniers consistent à procurer du repos aux muscles, à relâcher les fibres, les veines, à délayer, émousser ou adoucir l'âcreté des humeurs, et à dissiper les causes de la douleur par des moyens appropriés.

Ce médecin, appelé trop tard pour prévenir la maladie, aurait observé dans le principe, que rien n'est plus propre à cet effet que la saignée, plus ou moins réitérée à propos, suivie d'un bain de vapeur ou fumigation reçus par la bouche et par le nez, des boissons et des lavemens sudorifiques, émolliens ou adoucissans, suivant les cas, sont les calmans ou les résolutifs les plus efficaces qu'on puisse employer dans les grandes irritations ; ils éteignent la chaleur immodérée, préviennent les engorgemens, les abcès, la gangrène, le squirrhe ; modèrent la soif, appaisent les mouvemens fébriles, calment les douleurs, relâchent les parties tendues ; et en mettant la nature à son aise, ils lui procurent la facilité de se délivrer, par le moyen des crises de la matière morbifique, et de dompter la maladie.

Ce sage médecin saurait que dans les maladies internes et vraiment inflammatoires, la saignée de lancette doit toujours être plus ou moins réitérée, selon les forces du malade, la violence de la douleur, l'état de plénitude et la dureté du pouls; que ce serait exposer les jours du malade si on négligeait d'employer tous les moyens propres à modérer la violence des efforts de la nature ; que ce serait une grande faute que de ne pas y revenir toutes les fois que les premiers secours auraient été employés sans succès, ou que le soulagement qu'ils auraient procuré s'évanouirait bientôt après, c'est-à-dire dans le cas où les symptômes de l'inflammation et de l'irritation se soutiendraient au même degré, ou se reveilleraient et reparaîtraient avec le même appareil.

Il saurait que les affections internes exigent l'examen le plus attentif de la part du médecin, et une grande habitude à observer les différens phénomènes que présentent les divers symptômes des maladies de poitrine et du bas ventre, soit que l'inflammation se fixe sur les poumons, sur la plèvre, sur la membrane musqueuse des ventricules bronchiales, sur la matrice ou autres parties internes, elle est toujours plus ou moins dangereuse, selon les organes ou parties qu'elle affecte, et les symptômes aggravans qui la caractérisent.

Il saurait distinguer si la maladie est simple ou compliquée, si elle est flegmoneuse ou cacochymique, si elle est bénigne ou maligne, ce qui est grave d'avec ce qui ne l'est pas, ce qui est constant d'avec ce qui est accidentel, ce qui présente le caractère essentiel de la maladie d'avec ce qui n'est qu'une circonstance accessoire ; d'après la connaissance des causes, des symptômes, de la nature du principe morbifique, de son siége et des moyens propres à favoriser la nature dans son travail, pour retrouver l'équilibre qu'elle a perdu, savoir s'il doit prescrire des secours moraux ou s'il doit y joindre des secours physiques, s'il doit faire usage de la medecine expectante ou de la médecine agissante.

Il saurait que la médecine a deux objets de la plus haute importance, la conservation de la santé, et son rétablissement, quand on a eu le malheur de la perdre ; que le régime de vie remplit le premier point; que le deuxième consiste dans la connaissance des causes des maladies, des secours ou remèdes, et dans leur application.

Il saurait que l'administration des remèdes actifs, venus des pays étrangers, et autres irritans, augmentent la violence du mal, rendent la maladie incurable et hâtent le moment de la mort.

§. XI. S'il est des circonstances où l'on sente la nécessité et l'avantage de l'observation fondée sur l'expérience, c'est principalement dans les maladies épidémiques ; mais malheureusement jusqu'ici les avis des praticiens ont été partagés (1), les uns,

---

(1) La route qu'*Hyppocrate* et ses disciples nous avaient tracée, a été presque abandonnée ; l'esprit de système a succédé à l'observation, c'est pourquoi, malgré que cette maladie s'est malheureusement propagée et a affligé plus ou moins, presque chaque année, divers cantons de la France ou des autres puissances continentales, malgré les diverses observations d'un grand nombre d'auteurs, on ne trouve point de description, d'une manière exacte et variée, suivant les cas, des maladies épidémiques.

En 1510, où il régna en France une fièvre catarrale épidémique, les médecins la regardèrent (dit *Schenkius*) comme une maladie nouvelle, à laquelle on donna différens noms, comme on fait encore aujourd'hui ; les uns l'appelèrent céphalagie, d'autres toux ou catarre ; une troisième classe lui donna le nom de coqueluche, etc. ; on la nomma ensuite, suivant la prédominance des symptômes et des parties qu'elle affectait, maintenant on lui donne le nom de fièvre cérébrale, fièvre musqueuse, fièvre insidieuse, fièvre pernicieuse, tyfus, croupe, etc. Ces derniers noms sur-tout, et leurs traitemens, ont fait un grand nombre de victimes.

Ces différens noms (je le répète) ne changent point le caractère de l'affection ni le traitement convenable à chaque cas ; il est seulement nécessaire de savoir si la maladie est inflammatoire, lymphatique ou cacochymique, si elle est simple ou compliquée, bénigne ou maligne ; en conséquence,

frapés de ce que plusieurs malades sont morts après
la saignée, sans observer si elle a été faite d'après
la vraie indication, si elle a été trop forte ou trop
faible, trop réitérée ou pas assez, sans avoir
même égard au tempérament, au genre de maladie, prononcent affirmativement que la saignée
(1) est généralement contraire, et qu'elle ne doit
être employée en aucun cas ; d'autres ventent les
diaphoritiques, parce qu'ils ont vu des guérisons
opérées, même naturellement, par les sueurs,
sans avoir égard à la simplicité de la maladie,
dont la cure doit être souvent l'ouvrage de la nature ; quelques-uns se déclarent pour les vomitifs

---

on la traite suivant les circonstances, d'après la connaissance
des causes, des symptômes qui caractérisent la maladie, son
siége et l'indication des moyens propres à seconder les efforts
de la nature, et à les réprimer lorsqu'ils paraîtraient franchir
les bornes d'une activité salutaire.

(1) La saignée faite à propos et ménagée avec soin dans
certains cas, dès le commencement de la maladie, peut être
d'un grand secours ; elle délivre la nature du poids qui l'op-
prime, la fortifie, ranime la circulation ; en détendant la
fibre et les vaisseaux, facilite la résolution et procure le retour
de la transpiration ; mais elle ne doit point être prodiguée
et ne peut être employée que dans le traitement du catarre
chaud et non dans celui du froid, sur-tout si la maladie n'est
pas inflammatoire et que le malade ne soit pas d'une constitution sanguine.

(1), d'autres enfin pour les béchiques (2), les adoucissans, les délayans (ces derniers moyens sont généralement avantageux dans la première période de la maladie), la thériaque, etc.

Ces maladies, en effet, semblent avoir toutes un génie particulier, qui exige du médecin l'attention la plus scrupuleuse et la prudence la plus consommée.

Les causes, les symptômes généraux et particuliers se trouvent décrits dans le tome second du *Guide pour la conservation de l'homme*, pag. 2 et 47, ainsi que les traitemens convenables à chaque cas.

Mais quelle habilité, quelle expérience, quelle attention ne faut-il pas avoir, 1.º pour observer

---

(1) Les vomitifs violens sont très-dangereux; mais les purgatifs les plus doux, au contraire, conviennent ordinairement dans l'état de coction, lorsque la maladie touche à sa fin, et doivent être répétés deux ou trois fois afin de prévenir les rechutes.

(2) Les béchiques produisent rarement l'effet qu'on devrait en attendre, sur-tout si la crise s'opère par toutes autres voies que par les crachats; mais les diurétiques, au contraire, surpassent souvent les espérances et facilitent le rétablissement de la transpiration, ainsi que la secrétion des urines. Les gelées de fruits, celle de veau, composée de carottes, de cressons ou autres diurétiques appropriés, sont très-salutaires dans la convalescence.

jusqu'aux

jusqu'aux moindres circonstances d'une maladie, considérer les symptômes dès leur naissance, assigner leur diversité occasionnée par celle des tempéramens et des individus; 2.º pour spécifier, classer avec exactitude les phénomènes caractéristiques de chaque genre, de chaque période et de chaque espèce d'affection, les causes, les accidens qui les précèdent, qui les accompagnent, les crises qui les terminent en bien ou en mal, et ce qui soulage le malade ou augmente sa maladie; 5.º pour conclure par analogie et savoir appliquer dans chaque cas le petit nombre de remèdes efficaces que l'expérience a fait reconnaître pour tels; 4.º et enfin, pour éviter les erreurs....; des médecins vieillis dans leur art en commettent quelquefois; faut-il s'étonner que les débutans y soient sujets, et qu'avec l'intention la plus pure ils fassent des victimes?

§. XII. Les symptômes particuliers dans la maladie qui a régné à Fontaine dans les mois de mars et avril derniers, étaient un sommeil interrompu, des rêveries pendant la nuit, perte totale d'appétit, des frissons plus ou moins longs, et augmentant au moindre mouvement que le malade faisait dans son lit, et alternant avec une chaleur plus ou moins vive, un gonflement des glandes parotidiennes, mal de tête et de gorge naissant, souvent

5

avec la fièvre, engorgement et légère phlogose de
l'arrière-bouche, de la luette et des amygdales,
sensations douloureuses le long de la tranchée ar-
tère, bouffissure de la face avec un caractère éry-
sipélateux, souvent des convulsions légères, des
agitations, des soubresauts dans les tendons, des
délires, des surdités, le pouls tantôt mou, plein,
développé, tantôt petit, dur, serré ou concentré,
la langue brune dans la seconde période, noire,
sèche et gercée dans la troisième, etc.

§. XIII. En analysant le traitement général des
malades qui m'ont été confiés et autres que j'ai soignés, je dois observer que rien ne m'a paru plus
efficace que les moyens suivans : dès le principe de la
maladie, un lavement émollient, gardé cinq à six
minutes, ensuite un second que l'on garde autant
que possible ; le malade gardait le lit, recevait par
la bouche et par le nez une fumigation faite avec
une infusion de fleurs de sureau, de mauve, de
tilleul ou de feuilles de mélisse, de cassis, de
sauge, de menthe ou d'angelique, suivant l'état
de la maladie ; dans tous les cas j'ai employé les
moyens d'après l'indication (*principiis obsta sero
medicina paratur*), tantôt l'usage des fumigations
sudorifiques, anti-putrides ou anti-pestilentielles,
la saignée de lancette ou de sangsues, la crême
de tartre mêlée avec le semen-contrat, la coraline,

l'esprit de souffre, une infusion de mousse, de
rhubarbe, de l'ipécacuanha (et jamais l'émétique)
(1), le tout à petites doses et réitérées, suivant

---

(1) Sur-tout le tartre stibié qu'on donne ordinairement peut
devenir très-pernicieux, et l'on ferait le plus grand bien d'en
éviter l'usage, quoiqu'il soit ordonné dans le traitement du
tyfus, du croupe, noms qui ont fait un grand nombre de victimes; car dans toutes les fièvres catarrales, épidémiques, on
leur donne généralement le nom de tyfus. Il est vrai qu'on a
remarqué dans chaque siècle un changement de nomenclature
des maladies, suivies d'un nouveau système de traitement qui
devient graduellement presque général par des circonstances
imperceptibles en elles-mêmes, mais dignes d'attention par
leurs effets, l'émétique, l'opium, le kermès, le quinquina,
le mercure, remèdes dont les effets sont très-efficaces lorsqu'ils sont administrés par une main habile, et dont le mau-
vais usage a été trop souvent meurtrier, même dans les cas
les plus simples, donnés prématurément avant les prépara-
tions nécessaires, ont fait dégénérer des maladies, de simples en compliquées, en aigues ou chroniques; et enfin, des
malades sans nombre ont été victimes de ces grands remèdes
mal appliqués, et sur-tout dans le traitement des maladies
épidémiques, dont la matière fébrile ne réside ordinairement
que dans les pores ou symptômes exalans et absorbans, rarement dans l'estomac et les intestins, et dans ce cas ils
compliquent la maladie catarrale sporadique. La prévention,
trop généralement établie contre la saignée de lancette, et le
trop grand usage des vésicatoires, doivent être rangés dans
cette classe.

Si, d'un côté, il était possible de peser à la balance le

les circonstances, c'est-à-dire que j'ai mis en usage

bien qu'ont fait ces remèdes lorsqu'ils ont été sagement administrés, et de l'autre les maux qu'ils ont occasionnés étant ordonnés contre l'indication ou étant oubliés dans des cas urgens, on est persuadé que la balance pencherait trop facilement du côté du mal; néanmoins on peut modérer les effets nuisibles de la saignée et non ceux d'un remède avalé.

Mais quand même il existerait dans les premières voies une saburre bilieuse, on ne peut, sans danger, l'évacuer par les émétiques tirés des minéraux, par la raison qu'ils pourraient occasionner la rupture des vaisseaux, la gangrène et la mort, sur-tout dans le cas d'une maladie inflammatoire.

En vain l'empirique prétend attirer, par des remèdes évacuans, le principe morbifique, il ne fait qu'augmenter l'irritation déjà trop forte, trouble les efforts de la nature, dérange la coction et s'oppose à une crise salutaire. Si le malade échappe à une mort presque certaine, que de temps ne faut-il pas pour rétablir l'ordre troublé par ces remèdes imprudemment administrés? encore si l'on pouvait toujours le garantir d'une maladie chronique; mais les remèdes violens, émétiques, purgatifs et autres remèdes actifs mal ordonnés, sont de véritables poisons qui occasionnent subitement la mort ou des désordres dans l'économie animale, soit par l'irritation de la fibre, soit par l'extrême évacuation qui, en détruisant la muscosité des premières voies, détruit aussi une trop grande partie des liquides qui forment les humeurs, et par conséquent du fluide nerveux. C'est ainsi que le malade mène une vie languissante, et que le remède finit toujours par le conduire au trépas. Heureux si ces lignes et les réflexions qu'elles pourront faire naître, obvient à la plus petite partie de ces maux!...

les vermifuges dans les cas d'une complication vermineuse, mêlés aux doux purgatifs, sur-tout lorsque la coction des humeurs était faite, l'application de quatre à six sangsues derrière les oreilles, d'une ventouse scarifiée, d'un vésicatoire à la nuque, pour prévenir le délire et l'assoupissement, contraires aux vœux de la nature, la saignée de lancette plus ou moins réitérée, lorsque les symptômes de la maladie indiquaient un engorgement inflammatoire et interne.

Dès l'invasion de la maladie, j'ai ordonné le lit dans une chaleur modérée, la diète sévère et végétale, en faisant prendre, pour toute nourriture, une boisson appropriée (1), prise tiède, sou-

---

(1) Dans le traitement des rhumes catarreux, la boisson qui m'a paru la plus salutaire est celle de jujubes, de dattes et de réglisse, ou de raisins, de figues et de réglisse, les fleurs de mauve, de guimauve, de violettes, etc.

En général, les tisanes des fruits ou des végétaux légèrement acides ou amèrs, tels sont les pruneaux, les cerises, les mûres, les framboises, les oranges, les citrons, les pommes, les poires, l'oseille, le cresson, la bardane, la scorsonère, la petite sauge, l'angelique, la réglisse, etc., m'ont toujours paru efficaces dans le traitement des maladies où paraissaient des symptômes indicatifs de la corruption des humeurs.

La manière de préparer ces boissons est décrite dans le second tome du *Guide pour la conservation de l'homme,* p. 102.

vent et en petite quantité à la fois, d'une infusion
de fleurs de sureau, de mauve, de guimauve, de
tilleul, de violettes, des feuilles de mélisse, de
cassis, des racines de réglisse, de douce amère,
de benoîte ou d'angelique, de sauge ou d'une forte
décoction d'orge, légèrement miellée ou sucrée ;
et dans la seconde période, acidulée avec la crême
de tartre, le citron, l'orange, l'oseille, les pruneaux, les fruits acides, quelques bouillons maigres aux herbes et des fruits cuits, des pommes
reinettes en compottes, des gelées, des pruneaux,
des oranges, etc., et le tout pris avec la modéra-
tion convenable et variée, suivant le cas ; dans la
troisième période, le malade ne devait prendre
pour toute nourriture, que des bouillons maigres
aux herbes potagères, des crêmes de riz, d'orge,
des fruits en gelées ou cuits ; le soir un gros de
thériaque ou une infusion de mélisse, de menthe,
de camomille ou de sauge, une boisson vineuse
ou acidulée avec le citron, l'orange ; et à la fin
de la maladie, lorsque tous les accidens avaient
cessé, les malades étaient purgés deux ou trois
fois (1) dans leur convalescence, suivant le cas,
afin de prévenir une rechute, et suivaient le ré-

_____

(1) Avec la purgation suivante, prenez de la rhubarbe,
depuis un gros jusqu'à un gros et demi ; de la crême de tartre,
depuis demi-once jusqu'à une once et demie, mêlez et faites

gime des convalescens , décrit dans le tome 1.er du *Guide pour la conservation de l'homme* , p. 110.

§. XIV. Lorsque les premières boissons, bains de vapeurs ou fumigations établissaient une transpiration générale et soulageaient le malade , en prévenant le cours de la maladie et de ces périodes , j'ordonnai de continuer à garder le lit et d'y attendre que les oscillations des fibres fussent rétablies dans l'ordre naturel , et que le mouvement systaltique des artères ne fût ni trop vif ni trop précipité ; que la transpiration ou les sueurs , qui étaient l'effet de la violence , ne parussent à la superficie que par le moyen d'une direction tranquille des forces du centre vers la circonférence.

Lorsque je n'ai pu prévenir le cours de la ma-

---

un opiat avec le sirop de chicorée , composez et divisez le tout en trois doses, pour en prendre une chaque jour.

Les enfans et les personnes faibles de constitution ont été purgés avec le sirop de chicorée, composé dans une infusion de fleur de pêcher, à la dose depuis une once jusqu'à trois onces et demie ; et enfin, les doses étaient augmentées ou diminuées suivant les forces individuelles.

L'usage du sirop de chicorée , composé de celui d'ipécacuanha, mêlés et pris le matin à jeun ; une cuillerée à bouche pour les grandes personnes , et une à café pour les enfans , sur la fin de la maladie ; les pastilles de guimauve, de jujubes et d'ipécacuanha nous ont toujours paru salutaires , et sur-tout dans le traitement des rhumes.

ladie, j'ai enfin varié le traitement, suivant les périodes indiquées dans un de mes ouvrages, intitulé : *Guide pour la conservation de l'homme.*

En général, dans le nombre des différentes épidémies que j'ai traitées dans le courant de cette année, la plus simple a été celle qui a régnée au Villard-de-Lans ; elle a suivie à peu-près la marche de la première classe, décrite dans le second tome du *Guide pour la conservation de l'homme*, p. 53 ; celles de St.-Georges-de-Comiers et de Tencin ont suivies la seconde classe ; celle de Fontaine la troisième, de même qu'une partie de celle de Theys, et l'autre appartient à la cinquième classe, etc.

§. XV. Si l'observation médicale est souvent très-pénible, soit par la contrariété de tant de systêmes, soit par les bornes de l'art, la jouissance que donne le sentiment d'une conscience indépendante du blâme injuste et de vains applaudissemens, élève l'ame au-dessus de toutes les opinions et lui fait braver les cris impuissans de la jalousie ou de la médiocrité....

Le médecin, l'ami de ses semblables, celui qui doit constamment s'occuper du soin d'améliorer le sort de l'espèce humaine et de la garantir des maux qui peuvent menacer son existence, pourrait-il avoir de réserves à garder, lorsqu'il s'agit d'un

avantage réel pour la société ? pourrait-il garder le
silence et retenir l'expression de ses justes regrets,
en voyant une famille éplorée par la perte de son
chef, et ne pas émettre avec franchise son opi-
nion sur des principes qui lui semblent erronés ?
Le génie le plus grand, dans l'invention, devien-
drait méprisable aux yeux du sage, s'il privait le
public du fruit de ses veilles et de ses découvertes,
sur-tout lorsqu'elles sont relatives à la conservation de la santé et de la vie de l'homme.

Parler ou écrire sur les abus, les préjugés, les
systêmes ou les erreurs destructives de l'espèce
humaine, c'est s'imposer une tâche honorable,
mais difficile. Je laisse au lecteur éclairé et im-
partial le soin de juger si je l'ai remplie.

Si les médecins de tous les temps et de toutes
les nations s'étaient constamment communiqué les
observations qu'une longue et sage pratique pouvait leur fournir, la médecine (cet art de la plus
haute importance) aurait fait plus de progrès, et
les hommes, plus éclairés sur les causes, les
symptômes, les moyens préservatifs et curatifs
des maladies auxquelles ils sont en proie, les auraient prévenues et combattues avec plus d'avantage ; alors il serait plus facile de rédiger par ar-
ticles un ouvrage élémentaire à la manière d'un
code, dans lequel les maladies seraient classées,

ainsi que je l'ai proposé dans le second tome du *Guide pour la conservation de l'homme* (1), *p.* 13 du supplément, où j'ai divisé les maladies dégénérées, chroniques ou longues et internes en vingt-quatre classes, comparées aux vingt-quatre lettres de l'alphabet, et les maladies aigues et externes aux sept notes de la musique, de même que les remèdes ; en effet, si les sept notes de la musique, par leurs sons mélodieux et leurs différentes combinaisons, portent à l'oreille enchantée la totalité des vibrations que peuvent produire les instrumens artificiels et la voix naturelle, pourquoi, à l'aide de sept remèdes sagement combinés entr'eux, ne pourrait-on pas guérir toutes les maladies aigues et externes ! Et si les vingt-quatre lettres de l'alphabet suffisent pour exprimer la collection et l'individualité de toutes les pensées et de toutes les connaissances humaines, pourquoi vingt-quatre

(1) Cet ouvrage, indépendamment des moyens propres à prolonger la vie de l'homme, en le conduisant d'âge en âge, depuis sa naissance jusqu'à la vieillesse la plus reculée, contient aussi des observations sur les causes de la révolution opérée dans nos climats et dans nos tempéramens, au sujet de la fréquence des maladies nerveuses, catarrales, épidémiques et pestillentielles, ainsi que de celles provenant des passions ou des affections de l'ame, et sur les moyens propres à en prévenir les atteintes.

remèdes ne suffiraient-ils pas pour guérir toutes les maladies chroniques et internes ; la science ne consiste pas à en connaître un très-grand nombre, mais à connaître les bons, à les administrer convenablement, et à les faire succéder à propos les uns aux autres, suivant l'indication.

Cette classification, faite par une société savante, opérerait une réforme dans la nombreuse nomenclature des maladies et dans l'usage trop souvent abusif des remèdes qu'on emploie pour les guérir.

La méthode que nous proposons est le seul moyen de débrouiller le chaos de l'art de guérir et de porter la médecine à ce degré de perfection que les diverses parties de l'histoire naturelle ont atteint de nos jours, et dont le résultat serait également utile aux médecins et à l'humanité !....

Si on est parvenu à classer les végétaux et les minéraux, pourquoi n'en ferait-on pas de même des maladies et des remèdes, suivant les variations ; l'affinité et les rapports des affections entr'elles, des constitutions individuelles, de l'âge, du sexe, du climat et autres circonstances.

Alors tous les systèmes destructeurs de l'espèce humaine seraient anéantis, et la science que les Grecs appelaient divine, mériterait, à juste titre, qu'on lui élevât des autels ; elle était digne de cet honneur, sur-tout dans le temps qu'*Hyppocrate* nous traçait la route que chaque praticien doit suivre, et qu'il les avertissait de fuir les systêmes qui ont baloté et balotent encore tour-à-tour les principes de l'art pour conserver la santé et la vie de l'homme.

Si la religion, la justice, la mécanique et la géométrie ont des principes certains, rédigés en forme de code, pourquoi les préceptes de l'art de guérir seraient-ils privés de ces avantages?

Cet abrégé de principes, joint à celui d'*Hyppocrate*, ne nous laisserait presque rien à désirer pour la perfection de l'art de guérir et pour régler la conduite du médecin, en guidant ses pas dans le labyrinthe où il se trouve engagé chaque jour, sur-tout dans le commencement de la pratique de son art, où ses premiers pas sont soujours marqués par des difficultés et des incertitudes qui trop souvent l'embarrassent sur la direction qui doit régler sa marche, soit à raison de la diversité des causes, de la confusion des signes ou de la nouveauté des symptômes de la maladie (1), soit à

---

(1) Lorsque le principe morbifique n'est pas évident, il fera usage de la médecine expectante jusqu'à ce que la nature lui montre le cas de faire l'agissante; néanmoins il ordonnera des boissons délayantes et adoucissantes, des lavemens, des bains de vapeurs, etc.; les ouvertures des cadavres peuvent l'instruire sur sa nature et sur son siége,

raison de la contrariété dans les sentimens des auteurs ou des médecins qu'il consulte ; alors il

---

sur-tout pour un grand nombre de jeunes gens revenus des hôpitaux de l'armée, qui se sont établis dans plusieurs communes, qui ont reçu avec empressement ces nouveaux secours qui leur arrivaient ; mais malheureusement la plupart d'entr'eux, requis promptement avant d'avoir eu le temps de s'instruire, se sont trouvés médiocres chirurgiens, et encore moins instruits des vrais principes de la médecine, qui cependant exercent également les deux professions, et malgré tout leur zèle font des victimes, par la raison qu'ils n'ont pas suivi la route indiquée dans le supplément du *Guide pour la conservation de l'homme*, pag. 56 et 57.

Le désir de les faciliter à prévenir les maux qui menacent à chaque instant l'existence de l'espèce humaine, m'ont déterminé à rédiger le *Guide pour la conservation de l'homme* ; de plus, en composant ce petit ouvrage, j'ai pensé que je répondrais aux vues bienfaisantes du Gouvernement.

De toutes les lettres flatteuses et encourageantes que j'ai reçues des premières autorités de la France, de l'institut, des facultés de médecine, etc., qu'il me soit permis de donner ici l'extrait de la dernière lettre qui m'a été adressée par un homme dont la perte serait irréparable (le célèbre docteur Hallé, premier médecin du Roi).

Paris, le 26 mars 1818.

Monsieur et estimable Confrère,

Occupé essentiellement de tout ce qui concerne l'ygiène et le système général qu'on peut établir sur cette partie importante de la médecine, c'est avec bien des motifs de re-

est forcé de se livrer à l'observation, à l'expérience, qui seuls peuvent lui montrer, à la
longue, une route sûre, et lui donner les moyens
d'établir la pratique la plus salutaire aux malades.
Puisse ce vœu, que j'ai formé depuis long-temps,
se réaliser enfin ; mon cœur tressaillira de joie,
et l'humanité sera consolée !....

Si au moins il était possible de classer les
maladies épidémiques et leur traitement, qui jusqu'ici ne sont point encore bien connus, pas même
les moyens de prévenir la propagation d'un fléau
terrible, d'un principe éminemment destructeur,
qui trop souvent dépeupla des villes, moissonna
des armées, ravagea des nations en frappant ra-
pidement ses victimes, et en portant avec lui la
terreur et la désolation.

---

connaissance que j'ai reçu l'ouvrage que vous avez eu la
bonté de m'envoyer, intitulé : *Guide pour la conservation
de l'homme, en deux volumes;* malheureusement je l'ai reçu
dans un temps où j'étais attaché à mon lit par une maladie
violente, etc., et c'est une excuse trop puissante que je vous
donne d'avoir resté si long-temps de vous accuser la récep-
tion du cadeau que j'ai reçu de vous ; que ne puis-je y répondre par une juste compensation ! je ferai tous mes efforts
pour cela (en effet, cet ami de l'humanité m'a généreuse-
ment récompensé). En attendant, agréez l'expression de ma
gratitude et de la profonde estime de votre très-humble et
dévoué confrère, *Hallé.*

Un art qui tend directement à conserver la santé
et la vie de l'homme , à l'État un plus grand
nombre de citoyens , ne saurait être trop per-
fectionné ; ainsi, les soins paternels de notre bon
Roi nous font espérer que rien ne lui échappera
de tout ce qui peut contribuer au bonheur de ses
peuples, au salut de la patrie , et qu'il fixera son
attention sur l'importance de la vraie médecine.

Je ne puis m'empêcher de louer le zèle avec
lequel toutes les autorités locales, MM. les Maires,
les Adjoints , les Curés , les Médecins et la classe
aisée des habitans des communes où j'ai été envoyé , ont secondé mes efforts pour arrêter les
progrès d'une maladie dont l'intensité des symptômes augmentaient graduellement chaque jour et
devenaient plus alarmans pour les habitans et
même pour ceux des communes voisines où elle
commençait à se manifester , de manière à faire
craindre des suites funestes. Je rends avec plaisir
à leur philantropie , un hommage bien mérité ,
plus que les éloges qu'ils ont bien voulu faire de
ma conduite et de mon zèle auprès de l'humanité
souffrante pour la soulager.

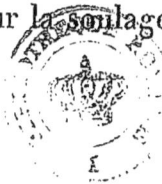

www.ingramcontent.com/pod-product-compliance
Lightning Source LLC
Chambersburg PA
CBHW032311210326
41520CB00047B/2895